DESCRIPTION

ET FONCTIONS

DE L'ATMOCLÉÏDE

Appareil régulateur destiné à la saturation de l'air
par l'Éther et à son inhalation,

Breveté sans garantie du Gouvernement;

MÉMOIRE PRÉSENTÉ A L'INSTITUT

PAR

BRISBART-GOBERT

(de Montmirail).

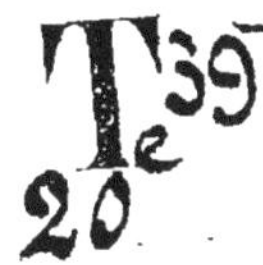

Prix : 50 centimes.

PARIS,

MÉQUIGNON — MARVIS, LIBRAIRE — ÉDITEUR,
Rue de l'École-de-Médecine, 3.

1847.

Te $\frac{39}{20}$

DESCRIPTION

ET FONCTIONS DE

L'ATMOCLÉÏDE

APPAREIL RÉGULATEUR DESTINÉ A LA SATURATION DE L'AIR
PAR L'ÉTHER ET A SON INHALATION

Breveté sans garantie du Gouvernement;

MÉMOIRE PRÉSENTÉ A L'INSTITUT

PAR

M. BRISBART-GOBERT

(de Montmirail).

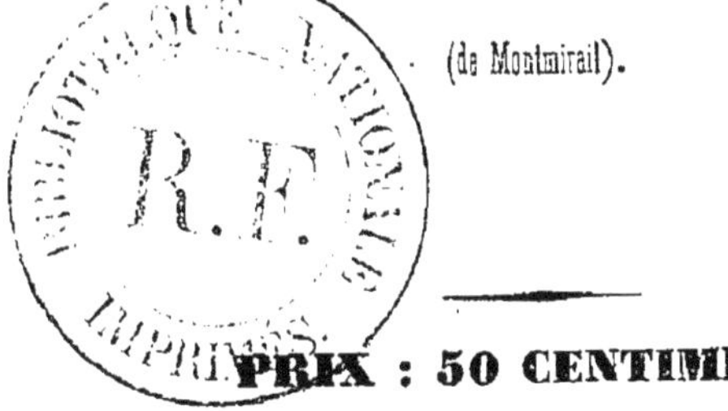

PRIX : 50 CENTIMES.

PARIS,

MÉQUIGNON - MARVIS, LIBRAIRE - ÉDITEUR,
Rue de l'École-de-Médecine, 3.

1847.

Messieurs,

J'ai l'honneur de soumettre à votre examen l'atmocléïde, appareil destiné à l'inhalation de l'Éther (1).

Pénétré de l'importance de la découverte de
M. Jackson par le récit des faits contenus dans tous
les journaux, persuadé de son avenir par les résultats
irrécusables des expériences réitérées, de tant d'hom-
mes célèbres dans la science chirurgicale ; mais isolé
dans ma campagne, étranger au mouvement scienti-
fique, privé de tout contact qui pût appuyer mes recherches, je n'ai eu d'autre mobile qu'un vif désir de
faciliter les progrès d'une découverte dont les effets
seront incalculables, si la science peut parvenir à les
maîtriser.

J'ignorais quels étaient les appareils employés jusqu'à ce jour; mais j'avais appris que les instruments
mis en usage n'étaient pas disposés de manière à satis-

____

(1) La simple inspection de cet instrument fait voir qu'on peut
l'appliquer avec avantage, et sans modification, à l'aspiration, à l'inhalation de toute autre vapeur et même aux fumigations.

faire à toutes les exigences de cette opération si délicate, et c'est sur ce point, si je ne me trompe, que se
concentrent toutes les incertitudes et toutes les diffi-
cultés qui peuvent entraver le développement de
cette belle découverte ; car les services, que les procé-
dés de l'Éthérisation ont déjà rendus, sont bien loin
sans doute de ceux que nous avons le droit d'en at-
tendre.

La science sait déjà à quoi s'en tenir sur les résultats
de l'aspiration de la vapeur d'Éther ; les dangers que
cette opération peut présenter, si elle est faite au
hasard, peuvent seuls l'arrêter aujourd'hui.

Dans cet état de choses, j'ai donc porté toutes mes
recherches sur la composition d'un appareil qui pût
permettre de régler le degré de saturation de l'air, et
qui, par l'exactitude de ses fonctions dans la régulari-
tion des effets, soumît enfin la substance aussi bien
que le mécanisme à la volonté de l'opérateur.

Voici les différents problèmes que je me suis posés,
et que j'ai tenté de résoudre au moyen des instruments que j'ai l'honneur de soumettre à votre examen.

§ 1. Procurer l'aspiration de l'air composé, dont le
degré de saturation est abaissé ou élevé à volonté, et
modifié au besoin par le mélange avec l'air naturel,
tout en tenant fermé le tube d'équilibre qui ne s'ouvre qu'au moment de l'aspiration.

§ 2. Augmenter ou diminuer l'intensité de la saturation, soit par l'action de la chaleur, soit par la modification de la surface du liquide contenu dans le récipient.

§ 3. Déterminer d'une manière précise la dose d'Éther distribuée dans chaque opération, avec la faculté d'en augmenter ou d'en diminuer les effets.

§ 4. Régler la résistance des soupapes en les inclinant, afin de faciliter l'aspiration jusqu'à la fin de l'opération.

§ 5. Juger, par le jeu des soupapes, les mouvements d'aspiration, les compter et en apprécier la force.

§ 6. Procurer l'aspiration simultanée d'un autre gaz, s'il était besoin de modifier par ce moyen l'effet produit par la vapeur d'Ether.

§ 7. Refouler l'air dans le récipient et l'équilibrer pour vaincre la résistance des tubes dont on ferait usage, dans le cas où l'on voudrait faire aspirer la vapeur à une assez grande distance de l'appareil.

DESCRIPTION ET FONCTIONS DE L'INSTRUMENT.

L'ensemble de l'atmocléïde est divisé en deux fonctions : appareil de production de la vapeur d'Éther ; appareil de distribution. Ces deux fonctions peuvent être réglées à la volonté de l'opérateur et à l'infini.

1

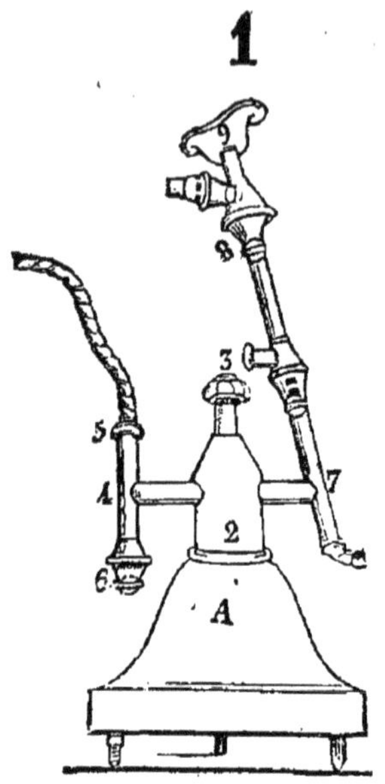

L'ensemble de l'appareil est représenté dans la figure 1; il se compose d'un récipient A, des sept parties représentées séparement dans les figures 2, 3, 4, 5, et 6 et de l'appareil de distribution (fig. 7, 8 et 9).

1 *bis*.

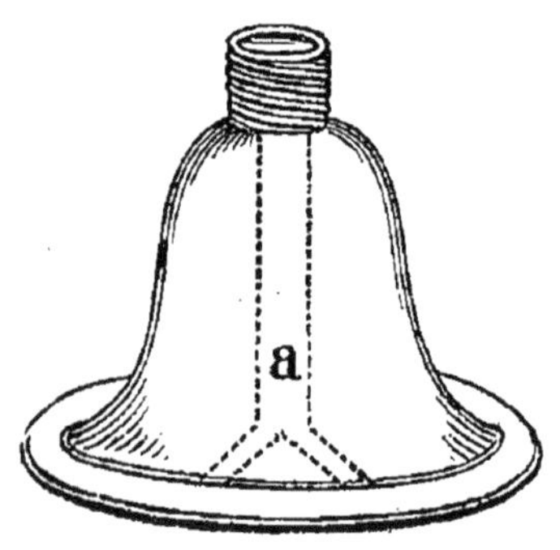

Au moment de l'aspiration produite à l'embouchure (fig. 9) qui correspond par le tube *b a* (fig. 8) à la cloche (fig. 2) qui surmonte le récipient A et le ferme hermétiquement au moyen d'une vis, l'air saturé d'Éther sort du récipient, et y est immédiatement remplacé par une pareille quantité d'air naturel qui pénètre par la soupape *b* (fig. 6). Cette soupape s'ouvre par le fait même de l'aspiration et se referme aussitôt. Ces propriétés constituent la première fonction de l'atmocléïde, ou l'appareil de production ; voici maintenant la seconde, ou appareil de distribution.

Au moment de l'aspiration, deux soupapes *a* (fig. 8) et *c* (fig. 9) se lèvent et laissent passer la vapeur d'Éther. Au-dessus de la soupape *a* (fig. 8), le tube conducteur est formé par deux cônes superposés par leurs bases, pénètrant l'un dans l'autre et garnis d'un trou, s'ouvrant à volonté, et par lequel on laisse pénétrer l'air extérieur dans le cas où la saturation serait trop forte. La longueur de ce tube, au-dessus du trou, est calculée de manière à ce que l'air naturel ait le temps de se mélanger avec l'air saturé avant d'arriver à la soupape *c* (fig. 9). De plus, et afin que l'air vicié, renvoyé par l'expiration, ne rentre pas dans le récipient, j'adapte au-dessous de l'embouchure une soupape *d* (fig. 9) qui s'ouvre par le fait de l'expiration, tandis que la soupape *c* (fig. 9) se ferme et bouche l'entrée du récipient.

Passons maintenant au détail des différentes parties qui composent l'Atmocléïde. Toutes les pièces se démontent ainsi qu'il est indiqué dans les figures 2, 3, 4, 5, 6, et jusqu'à 13. La figure 2 représente la cloche

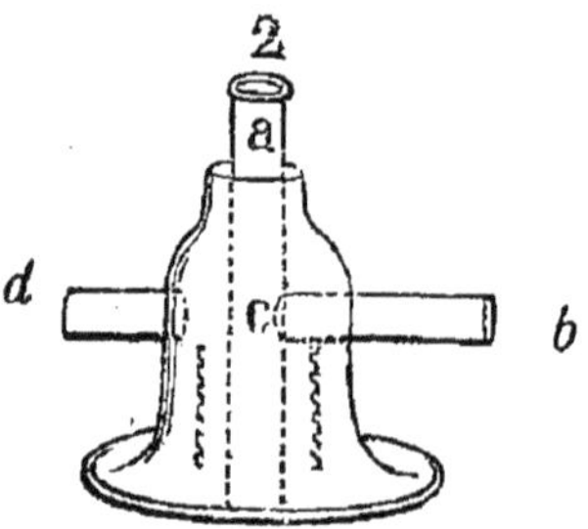

ou bouchon qui ferme le récipient A. Cette cloche est garnie de deux tubes d'attente *bd*, destinés à porter les parties 7 et 8 et d'une ouverture circulaire, à son sommet, pour laisser passer le tube d'équilibre (fig. 3).

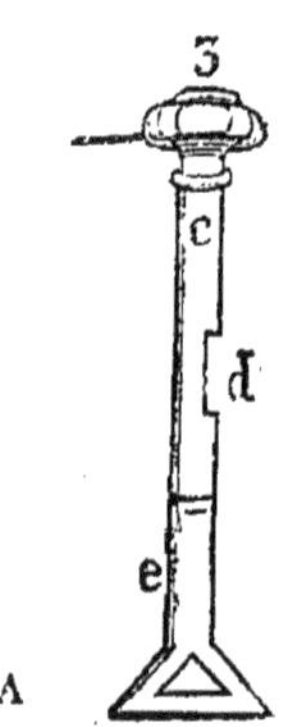

Le tube d'équilibre (fig. 3) porte une ouverture *d*, qui permet l'entrée de l'air venant du tube *b* (fig. 2).

A sa partie supérieure, il est garni d'un bouchon armé d'une aiguille. Cette aiguille a pour but d'indiquer la direction de l'ouverture *d*, ce qu'il est nécessaire de connaître quand on veut tourner le bouchon *c* pour intercepter l'air. A sa partie inférieure, il s'évase, et le rebord A, qui trempe dans le liquide, est garni de trous pour le passage de l'air. On remarque que l'ouverture *d* est plus longue que l'ouverture correspondante *c* de la fig. 2. C'est afin de pouvoir, en relevant le tube, faire sortir du liquide, la partie inférieure A, si la saturation devenait trop forte, sans pour cela interrompre les fonctions du dit tube.

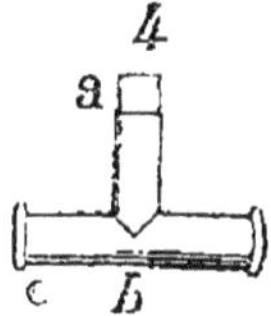

La figure 4 représente la partie de l'appareil qui procure l'introduction de l'air naturel, et qui se joint par le point A au point B de la fig. 2. Elle est séparée de la soupape *a b*, fig. 6, et de son bouchon fig. 5. Ces

deux objets sont mobiles, d'une part, pour en faciliter le nettoyage, et d'autre part, en ce qui concerne le bouchon fig. 5, parce qu'on peut avoir à le remplacer par un conduit comme dans l'ensemble de la fig. 17. Voilà pour la fonction de production.

Passons à la fonction de distribution :

La figure 7 offre la partie de l'appareil qui se fixe par le point *a* au point *d* de la fig. 2. Elle est garnie d'un bouchon *c* qui peut être remplacé au besoin par un conduit, comme dans le dessin d'ensemble fig. 17.

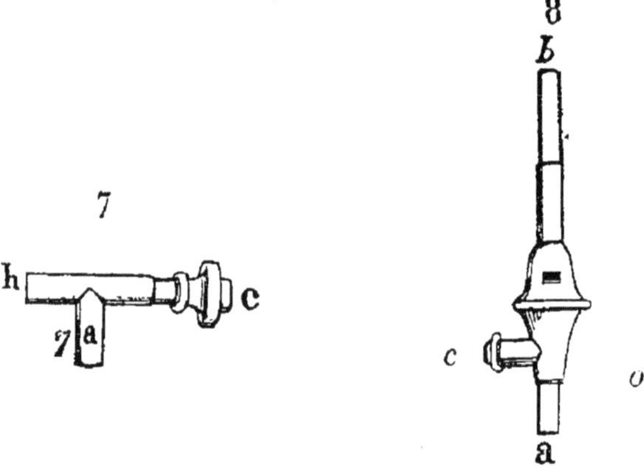

La figure 8 s'adapte par le 'point *a* au point *h* de a fig. 7. Cette portion de tube est formée par deux cônes superposés par leur base. Le cône inférieur contient la soupape *o*, et une pompe *c* destinée à recueillir la salive qui pourrait pénétrer dans les tubes. Le cône supérieur est garni d'un trou qu'on ferme à volonté, et par lequel on laisse pénétrer l'air extérieur quand la saturation est trop forte. Le tube $a\,b$, se joint par le point b à l'embouchure (fig. 9).

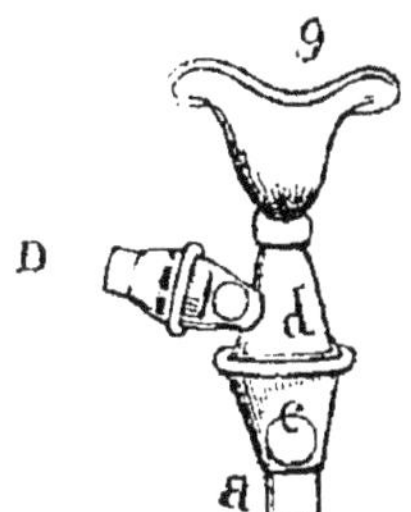

Cette disposition de la fig. 8 peut être remplacée par celle de la fig. 11, que j'ai imaginée depuis, pour faciliter le nettoyage de cette partie délicate de l'instrument, en permettant d'enlever la boule qui fait soupape.

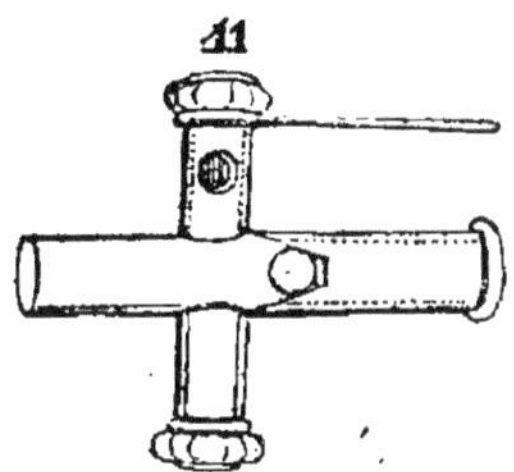

La fig. 9 représente le système de l'embouchure. C'est une soupape qui s'ouvre par l'aspiration et se ferme par l'expiration. D au contraire, est une soupape qui se ferme par l'aspiration et qui s'ouvre par l'expiration ; nous en avons expliqué l'emploi.

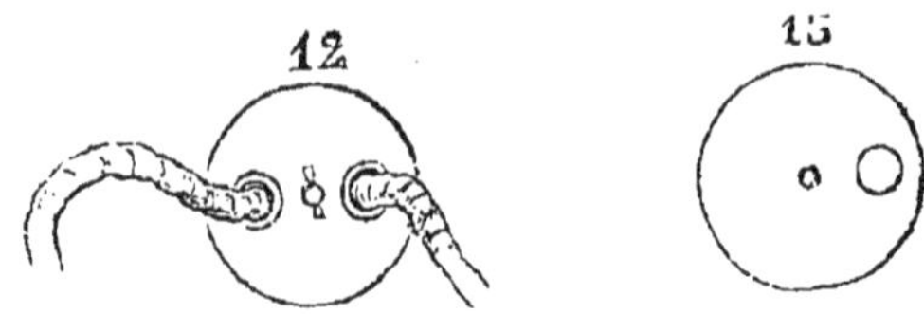

La fig. 12 et la fig. 13 représentent une disposition que j'ai prise pour changer la nature du gaz aspiré sans interrompre l'inhalation. Elle consiste en deux rondelles, 12 et 13, tournant l'une sur l'autre; le n° 13 s'adapte au tube *c*, fig. 7; l'autre aux conduits correspondants à deux récipients différents, en dirigeant le conduit qu'on veut, vers l'ouverture de la rondelle 13.

Nous avons vu que la première fonction de l'atmocléïde est la saturation de l'air; passons à l'application de l'appareil. Nous allons indiquer les moyens employés pour obtenir cette saturation dans un temps donné et avec une petite quantité d'Éther.

La vaporisation peut être déterminée par la chaleur; dans ce cas, le contact de la main suffit pour obtenir un dégagement considérable. Ce moyen très-énergique est aussi très-inconstant, et il ne peut être employé sans quelque danger. La figure 10 représente

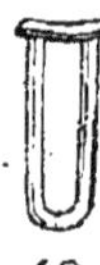

10

un tube en verre qui se visse au fond du récipient A,
figure 1, pour faciliter cette opération.

On obtiendrait plus de régularité dans l'opération
en faisant baigner le récipient dans un vase plein
d'eau chaude, dont le degré serait augmenté ou dimi-
nué dans des proportions appréciables et certaines.

La construction de mon appareil permet d'employer
un moyen de saturation qui, dans certains cas, me paraît plus convenable et plus rationnel.

Je construis un récipient B à fond plat et de forme
triangulaire, tel que celui de la figure 17. Il est sup-
porté par trois pieds, dont l'un est mobile. Dans la position horizontale, le liquide couvre le fond du récipient et présente la plus grande surface possible; mais
en élevant graduellement le pied mobile, le liquide se
porte vers l'angle opposé et la surface diminue à mesure que le pied s'élève.

Enfin, voici un autre procédé que j'emploie au
moyen d'une nouvelle méthode développée dans l'ensemble de la figure 17. Il consiste à faire passer d'un
récipient C dans un autre D, l'air qui, dans le trajet,
traverse le liquide et y est saturé.

Ces deux récipients disposés en soufflets ont une
capacité assez considérable pour qu'il y ait toujours
de l'air saturé d'avance, et afin que la saturation soit
toujours parfaite pendant tout le temps de l'inhalation.

En ealculant la moyenne de la durée des aspirations
et celle de la quantité d'air absorbé dans chaque as-

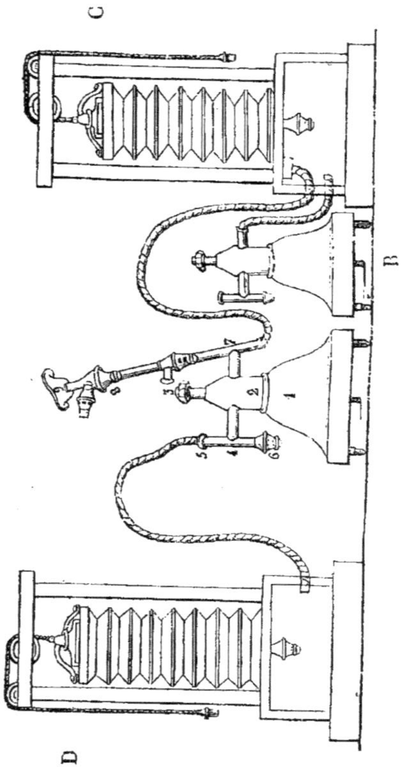

piration, on arrivera à déterminer la capacité qu'il convient de donner aux récipients C et D.

D'un autre côté, je me suis rendu compte de la durée et de la force de la saturation par le moyen suivant : j'ai remplacé le récipient ordinaire 1 (fig. 17), entre les deux soufflets par un tube recourbé, en verre, divisé en degrés et dans lequel j'ai renfermé l'Éther. Il m'a été facile, de cette façon, de calculer, par la diminution du liquide dans le tube, la force et la durée de la saturation.

Le dosage dont il sera parlé plus loin résulte de ce principe.

La deuxième fonction de l'Atmocléïde, qui consiste dans la distribution, trouve aussi dans la disposition que j'ai donnée à mon appareil la solution des autres problèmes que je m'étais proposés.

Quand le malade commence à perdre sa force première d'aspiration, l'appareil est disposé de manière à ce que les soupapes b (fig. 6.), a (fig. 8.), c et b (fig. 9.), puissent être inclinées de telle sorte que leur mouvement s'opère au moindre souffle.

Les boules qui forment soupape étant visibles, chaque mouvement qu'elles accomplissent indique une aspiration à l'opérateur, qui peut alors en calculer la force, la durée et le nombre, conditions importantes quand il sera question du dosage.

Il peut arriver que l'opérateur ait besoin, pour arrêter ou neutraliser les effets de l'Éther, s'ils ne répondaient pas à son attente, de procurer l'inhalation d'un autre gaz. Dans cette position, j'ai disposé le petit appareil B (fig. 17), analogue à l'appareil primitif A (fig. 1), et qui porte ce gaz, au moyen d'un tube dans le récipient-soufflet C (fig. 17), d'où il est transmis à l'appareil de distribution.

Le système de récipient-soufflet (fig. 1 .) sera employé avec avantage pour refouler l'air dans le récipient A, dans le cas où l'on voudrait faire aspirer la vapeur à une assez grande distance de l'appareil. Par ce moyen on facilitera la respiration en équilibrant l'air.

La description des appareils atmocléïdes que je viens de faire, ainsi que celle de leurs fonctions, vous feront juger, Messieurs, si j'ai rempli le but que je m'étais proposé, de résoudre les sept problèmes indiqués dans mon exposé, et qui répondent aux besoins exprimés par les opérateurs qui ont expérimenté jusqu'à ce jour.

Permettez-moi d'ajouter maintenant à la description que vous venez de voir un court exposé des moyens que j'ai imaginés pour déterminer le dosage de l'Éther, si les médecins viennent à en trouver la régularisation et l'application. Le voici en peu de mots :

J'adapte à l'appareil une pipette en verre (voy. figure 14), retenue par un collier en cuivre au sommet

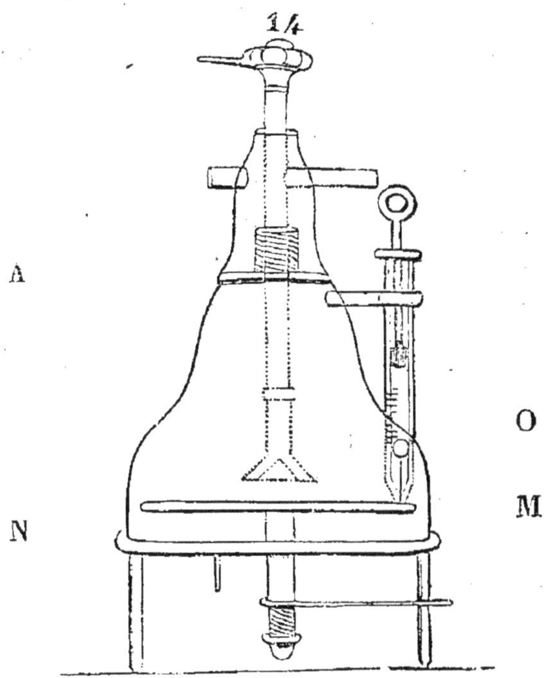

du récipient A, et pénétrant dans ce récipient par une ouverture opérée sur la partie où commence son renflement. Cette pipette, terminée en cône tronqué, repose sur une plaque mobile M N qui tourne sur pivot et peut s'élever et s'abaisser à volonté, et elle contient une boule assez forte pour fermer hermétiquement le tube. Cette boule est placée sur le sommet d'une petite tige M O qui a pour but de déterminer l'écoulement du liquide. Le tube de la pipette est divisé en degrés. On introduit dans la pipette la quantité d'Éther nécessaire à l'opération, et l'on fait tourner la plaque mobile MN; l'Éther se répand sur la plaque et la saturation s'opère ainsi graduellement. Quand on veut arrêter la saturation, on abaisse la plaque MN; la petite boule O, qui surmonte la tige OM, descend alors à mesure que la plaque descend et bouche l'ouverture de la pipette.

De cette manière, l'opérateur peut arrêter instantanément la saturation dans le récipient, tandis que les degrés marqués sur la pipette lui donnent la mesure de la quantité d'Éther absorbée par le malade. Voici (fig. 15) une disposition qui a pour but d'augmenter ou de diminuer l'effet de la saturation par le moyen d'une ou de plusieurs pipettes. Je fixe à la plaque *m n* un système de tampons mobiles qui vont chercher la gouttelette de liquide aussi souvent qu'on le juge convenable.

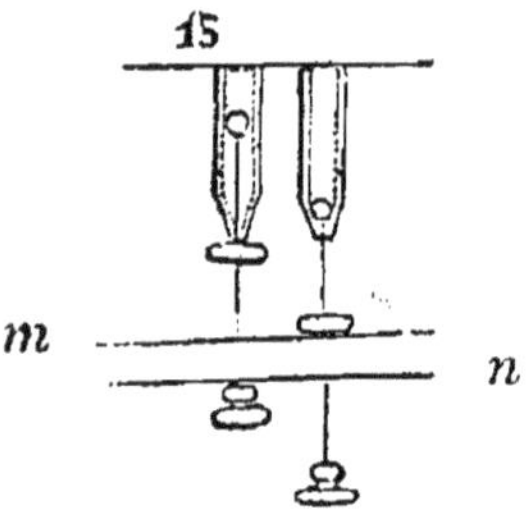

Cette partie de l'appareil me paraît digne de votre attention, Messieurs, en ce qu'elle fait espérer la solu-

tion facile et simple d'un des plus importants problèmes soulevés par la découverte de Jackson.

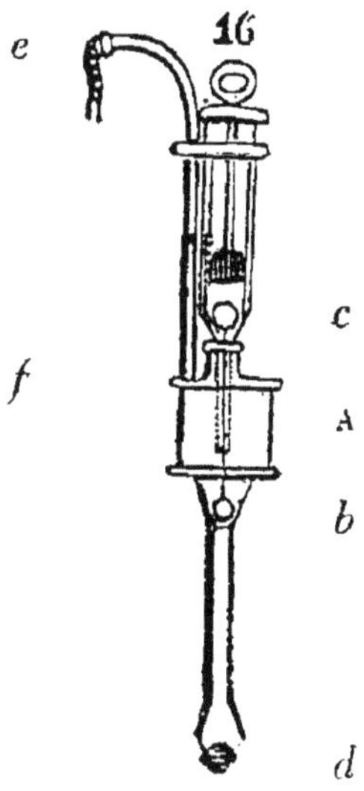

L'emploi de la pipette que je viens de décrire m'a
amené à composer un petit instrument dont on pourra
faire usage dans certains cas. C'est une pipe atmocléïde représenté par la figure 16. Tout l'appareil atmocléïde est résumé dans ce petit instrument et réduit
à sa plus simple expression. La tige et la soupape *c* de
la pipette fonctionnent par l'action de la soupape *b*, à
laquelle elles communiquent et qui se meut elle-mê-
me par le fait de l'aspiration faite à l'embouchure. A
l'exception de cette embouchure, qui est la même que
celle détaillée dans les figures 8 et 9, la figure 16 re-

présente tout l'appareil de la pipe atmocléïde. A
est le récipient, *b d* le tube d'équilibre, *e f.* le tube
de distribution communiquant à l'embouchure (figure 9).

Je serai heureux, Messieurs, d'avoir votre avis sur
l'ensemble de l'Appareil Atmocleïde, heureux surtout
si vous voulez bien me faire des observations et même
des objections qui m'ouvriront le champ des perfec-
tionnements; car, si je ne me trompe, l'inventeur doit
moins estimer l'approbation de ses juges que le blâme
qui lui enseigne à corriger les défauts de son œuvre.

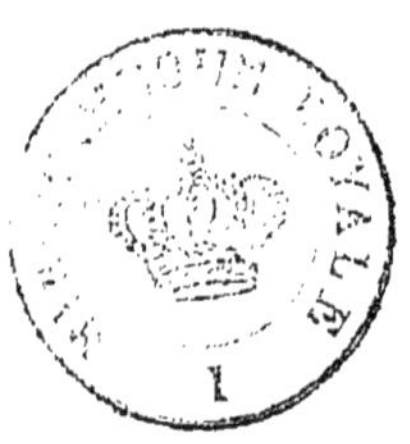

www.ingramcontent.com/pod-product-compliance
Ingram Content Group UK Ltd.
Pitfield, Milton Keynes, MK11 3LW, UK
UKHW020914140726
13695UKWH00006B/2524